DE LA PRÉDISPOSITION

DANS LA

PARALYSIE GÉNÉRALE

PAR

Georges GAGNEROT

DOCTEUR EN MÉDECINE DE LA FACULTÉ DE PARIS

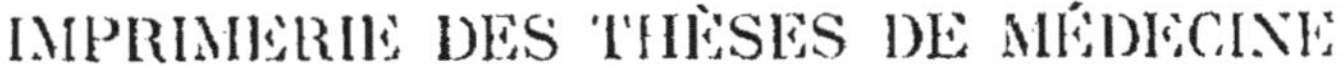

IMPRIMERIE DES THÈSES DE MÉDECINE

OLLIER-HENRY

11, 13, RUE DE L'ÉCOLE-DE-MÉDECINE, 11, 13

PARIS

1893

DE LA PRÉDISPOSITION

DANS LA

PARALYSIE GÉNÉRALE

PAR

Georges GAGNEROT

DOCTEUR EN MÉDECINE DE LA FACULTÉ DE PARIS

IMPRIMERIE DES THÈSES DE MÉDECINE

OLLIER-HENRY

11, 13, RUE DE L'ÉCOLE-DE-MÉDECINE, 11. 13

PARIS

1893

A MON PÈRE ET A MA MÈRE

A MES FRÈRES ET A MES SŒURS

A MES ONCLES ET A MES TANTES

A MA FAMILLE

A MES AMIS

A Monsieur le Docteur CULLÈRRE

MÉDECIN DIRECTEUR

DE L'ASILE DES ALIÉNÉS DE LA ROCHE-SUR-YON

A MES MAITRES

MESSIEURS LES PROFESSEURS

DE L'ÉCOLE DE MÉDECINE DE NANTES

A MESSIEURS LES MÉDECINS ET CHIRURGIENS

DES HOPITAUX DE NANTES

A MON PRÉSIDENT DE THÈSE

Monsieur le Docteur DEBOVE

PROFESSEUR A LA FACULTÉ DE MÉDECINE

MÉDECIN E L'HOPITAL ANDRAL

CHEVALLIER DE LA LÉGION D'HONNEUR

DE LA PRÉDISPOSITION

DANS LA

PARALYSIE GÉNÉRALE

INTRODUCTION

Abandonné à nos propres forces, nous n'aurions pu, dans une thèse inaugurale, entreprendre de traiter une question aussi controversée que celle qui concerne les causes prédisposantes de la paralysie générale. Nous n'en avions ni les ressources ni les connaissances suffisantes. Mais aidé par les conseils de notre chef de service, le D'' A. Cullerre, qui a bien voulu mettre à notre disposition ses observations personnelles, nous avons osé aborder ce travail. En le commençant, qu'il nous soit permis de lui témoigner toute notre reconnaissance et de le remercier des conseils qu'il nous a si souvent prodigués.

A M. le professeur Debove, nous devons aussi de vifs remerciements pour l'honneur qu'il nous fait en voulant bien présider la soutenance de notre thèse.

C'est éclairé par les faits, que nous avons entrepris de prouver, que dans plus du tiers des cas, l'encéphalite évoluait sur un terrain déjà préparé. On verra que nous sommes conduit à cette conclusion par le grand nombre d'héréditaires et de dégénérés que nous avons trouvés dans les 129 observations qui forment la base de notre travail, dont voici le plan :

En débutant, nous croyons convenable d'indiquer les principales causes étiologiques généralement admises par les auteurs ; puis dans un second chapitre, nous montrerons que ces causes n'agissent qu'en affaiblissant davantage un organisme déjà prédisposé aux troubles cérébraux, soit par une tare originelle de *nature vésanique* ou *congestive*, soit par le fait *de la dégénérescence*... Le chapitre III montrera dans quelle proportion nous avons trouvé des antécédents morbides chez nos paralytiques. Les suivants IV, V et VI contiendront des faits cliniques capables de montrer l'influence de la *prédisposition*. Nous terminerons enfin par quelques considérations sur la descendance des paralytiques généraux.

CHAPITRE I

*Des différentes causes étiologiques invo-
quées pour expliquer l'apparition de la
paralysie générale progressive.*

Jusqu'en ces derniers temps, l'école française,
presque sans conteste, reconnaissait seulement pour
causes à la paralysie générale, l'alcoolisme, le surmenage tant physique qu'intellectuel, les abus vénériens et, pour mieux dire, les excès de tous genres,
enfin quelques autres agents plus rares, tels que les
traumatismes du crâne, l'insolation, certaines intoxications et, plus rarement encore, certaines maladies
infectieuses.

Nous disons presque sans conteste, et pourtant dès
au XVI siècle, nous voyons N. Nassa (1) citer un cas
de manie syphilitique, ce qui prouve qu'on avait déjà
soupçonné l'infection syphilitique d'avoir des rapports
intimes avec les affections du système nerveux. Mais
ce n'est véritablement qu'à une date bien plus rappro-
chée de nous, vers 1834, que l'on trouve quelques
auteurs pour émettre ces mêmes idées. Lallemand
admet alors qu'il existe une méningite, puis une encéphalite spécifique; et bientôt Rayer, Ricord recon-
naissent l'action de la syphilis sur le cerveau.

Mais ces idées n'étaient pas du domaine classique et

(1) Nassa... De morbo gallico.

l'origine syphilitique de l'encéphalite interstitielle fut longtemps et vivement contestée.

C'est derrière les excès de tous genres qu'on s'était retranché pour expliquer l'apparition de la folie paralytique. Tel individu, disait-on, est atteint de méninge encéphalite parce qu'il s'est livré à un travail intellectuel exagéré, ou bien à des fatigues physiques excessives, ou bien encore qu'il a commis des abus de régime trop grands. L'influence du milieu servait aussi de cause étiologique à la poussée congestive qui se faisait du côté du cerveau. Plus l'individu était lancé dans le tourbillon des affaires, plus il avait de chances d'arriver à la paralysie générale. Cette maladie est bien, en effet, l'apanage des habitants des grandes villes plutôt que de ceux des campagnes ; et des auteurs, pour cette raison, l'ont dénommée *folie urbaine*. Pour ne pas avoir à parler de tous les excès qu'on invoquait comme causes déterminantes de la paralysie générale, nous pouvons dire que tout surmenage du système nerveux fut incriminé dans la folie paralytique.

Les coups, les chutes sur la tête, les traumatismes n'agissent pas autrement qu'en ébranlant le système cérébral. Aussi n'est-il pas étonnant qu'on leur ait assigné une place dans l'étiologie des inflammations aiguës ou chroniques de l'encéphale. (1) Meyer raconte l'histoire d'un homme, qui, ayant soulevé avec sa tête un poids considérable, devient mélancolique puis paralytique général. (2) Marcé exprime ainsi son opinion sur l'influence des traumatismes de la tête : «

(1) Meyer. Arch. fur Psychiatrie and Nervenkrankheiten 1868, page 279.

(2) Marcé. Traité des maladies mentales, page 128.

Je ne veux pas parler, dit-il, du délire nerveux à forme maniaque ou de la méningite qui complique les plaies de tête et même les simples commotions cérébrales, mais des troubles intellectuels survenant, après une période prodromique assez longue, chez des individus ayant fait une chute grave. Pendant plusieurs mois, plusieurs années après l'accident, les sujets éprouvent de la céphalalgie, des vertiges; leur intelligence s'affaiblit, ils ont des moments d'absence et sentent en eux-mêmes quelque chose d'anormal; puis, un jour la folie éclate. J'ai vu, ajoute-t-il, deux cas de paralysie générale dans lesquels les premiers symptômes remontaient à un violent coup porté sur la tête. »

Avec le traumatisme, l'insolation a été aussi accusée d'avoir déterminé des accidents paralytiques; et, cela toujours par le même mécanisme : en déterminant des congestions plus violentes dans certains territoires cérébraux.

En outre de ces différentes sortes d'excitation cérébrale, citons encore les nombreuses causes d'intoxication qui peuvent occasionner des congestions violentes dans le domaine céphalique... L'alcool parait en première ligne.

« L'inflammation des méninges et de la substance corticale périphérique, écrivait Calmeil,(1) est des plus fréquente chez les débitants de vin et d'eau-de-vie, chez les épiciers, les distillateurs, les cafetiers et en général chez tous les individus dont la profession rend les excès alcooliques faciles. Elle est très répandue chez les officiers qui s'habituent à

(1) Calmeil. Traité de la paralysie générale des aliénés, p. 202.

fréquenter les cafés, à boire avant la fin de chaque journée un nombre plus ou moins considérable de vin sucré, de rhum ou d'eau-de-vie; et, dans la dernière campagne d'Afrique, c'est surtont l'abus des liqueurs préparées avec l'absinthe qui a entraîné la perte d'un nombre considérable de militaires que rien n'a pu soustraire à l'invasion de la démence et de la paralysie générale. »

A son tour, Mr Garnier (Congrès de Paris 1890), opérant sur des chiffres élevés de malades, trouve entre l'intoxication alcoolique et la périencéphalite des rapports remarquables. « Je suis de ceux, dit-il, qui pensent que l'intoxication alcoolique est le facteur pathogénique le plus puissant de l'encéphalite interstitielle diffuse. » Ces deux affections, au point de vue de leur fréquence relative, d'après lui, marcheraient de concert, participant aux mêmes oscillations et témoignant, par cette uniformité d'allures, d'une dépendance bien significative. Mr Maxime Dubuisson (Congrès de Rouen 1891) abonde dans le même sens. Pour lui, si la paralysie générale augmente, c'est que l'alcoolisme fait des progrès rapides.

Pour certains auteurs, les abus de tabac également ne seraient pas étrangers à l'apparition des troubles paralytiques. Sichel, Hutchinson, Mackensie, Warlemont nous ont entretenus des troubles qu'ils pouvaient déterminer en agissant sur les centres nerveux.

A côté de ces intoxications fâcheuses pour l'encéphale nous savons que l'on a placé encore celles qui proviennent d'un dégagement trop abondant d'oxyde de carbone. Aussi a-t-on mis cet agent en cause quand il s'est agi d'expliquer certaines encéphalophaties survenues chez des chaufourniers ou bien encore chez des ouvriers travaillant près des fourneaux où la combustion se fait mal.

En 1857, Devouges décrivait aussi une périencéphalite d'origine saturnine, dont il présenta six observations. Bourdesol reprenait la question en 1860; quelques cas isolés ont été fournis, en outre, par J. Falret, Delasiauve, Doutrebente, Camuset. Mais les observations sont assez rares, ce qui prouve que ce nouveau facteur intervient assez rarement dans les causes de la paralysie générale.

Nous pourrions grossir le nombre des agents toxiques en rapportant des faits qui semblent indiquer que le mercure, l'arsenic ont joué un rôle dans l'étiologie de certaines périencéphalites. Mais là, nous bornons notre nomenclature, et voulons parler des infections qui sont en rapport avec la paralysie générale.

On cite bien des cas de méningo-encéphalite développés consécutivement à certaines maladies infectueuses : à l'erysipèle (1) *(Baillarger)*, à la pneumonie (2) *(Parent-Duchâtelet et Martinet)* à la fièvre typhoïde (3) (A. Voisin), à diphtérie (Foville).

Baillarger (4) a même insisté sur la fréquence de la folie paralytique chez les pellagreux, et il estime que la pellagre doit être rangée parmi les causes de la paralysie générale des aliénés. Les fièvres palustres peuvent laisser aussi, comme le fait remarquer M\ le

(1) Baillarger : Ann. méd.-psych. p. 177.
(2) Parent-Duchâtelet et Martinet : Recherches sur l'inflammation de l'arachnoïde cérébrale et spinale. Paris 1821
(3) Voisin : Traité de la paralysie générale des aliénés, p. 337.
(4) Baillarger: Appendice au traité de Griesinger.

D' A. Cullerre (1) dans son traité pratique des maladies mentales, dans les centres nerveux, des lésions résiduelles, qui plus tard seront le point de départ des accidents paralytiques. En somme, elles agissent comme causes prédisposantes.

Ces différents agents, étudiés dans l'étiologie de l'encéphalite interstitielle, ne nous ont occupé qu'en passant. Les recherches nouvelles, faites dans ces derniers temps, nous font un devoir d'insister davantage sur l'infection syphilitique dans la genèse de la paralysie générale.

Il y a près de trente ans que Kjelberg écrivait, dans un traité publié dans l'Upsala Universitets Arsskrift (1863 medecin), que la paralysie générale ne se développe jamais dans un organisme qui n'ait été infecté auparavant par la syphilis. A l'opinion du professeur d'Upsal s'est rangée l'école allemande qui admet sans contestation l'influence de la syphilis. Chez nous, les avis sont autrement partagés, et dans notre littérature médicale, il n'est guère de questions à avoir suscité des contraverses aussi étendues que celles qui ont trait à l'origine de la paralysie générale.

Les derniers congrès de médecine mentale se sont surtout occupés de ces questions, différemment envisagées suivant qu'elles étaient traitées par tel ou tel praticien, désireux surtout de faire triompher son opinion.

Le rôle de la syphilis si longtemps méconnu dans l'étiologie de l'encéphalite interstitielle a été défendu dans ces assemblées par des cliniciens de valeur, tels que MM. les D" A. Cullerre, Régis, etc. Nous emprun-

(1) A. Cullerre Traité pratique des maladies mentales. p 310

tons le passage suivant au mémoire du D* A. Cullerre (*Sur les relations de la syphilis et de la paralysie générale*): « Si le paysan n'était ni militaire, ni marin, ni attaché à la domesticité des villes pendant une partie de son existence ; si, en un mot, il ne quittait pas son village, il ne deviendrait jamais paralytique. En d'autres termes, si le paysan n'était jamais exposé à contracter la syphilis, il ne deviendrait pas paralytique. »

Un document des plus probants, à cet égard, est celui publié par le D* Camuset (1). Sur une population moyenne de 190 à 200 malades existant à l'asile de St Alban (Lozère), il n'a trouvé dans l'espace de dix ans que dix paralytiques généraux. Or la syphilis est presqu'inconnue dans ce pays.... M* Régis prétend que la paralysie générale est exceptionnelle dans les milieux où la syphilis fait défaut.

Voilà des opinions qui plaident en faveur du rôle de l'infection syphilitique dans la folie paralytique. Pour apporter de nouveaux arguments, nous pourrions relater ici cette observation de Morel-Lavallée (2) où il constate chez quatre étudiants, contaminés par une même femme, les symptômes bien nets de la périencéphalite, mais nous nous contenterons de citer, à l'appui des théories nouvelles, quelques données statistiques. C'est à la conférence du D* F. Raymond, faite à Lariboisière (*Syphilis et Paralysie générale* que nous les empruntons.

Goldschmits (Congrès des aliénistes américains, 1885), annonçait une proportion de 33 0/0 vérolés parmi les paralytiques généraux. Dans l'asile d'alié-

(1) Camuset : Ann. Médico-psychol.
(2) Lavallée et Belières (Syphilis et paralysie générale, p. 112)

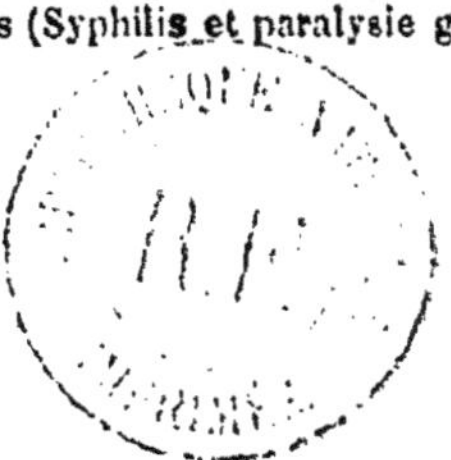

nés de Kentuky (Amérique), on a trouvé une proportion
de 43 0/0 chez les hommes, de 46 0/0 chez les femmes. D'après Folsom, la syphilis interviendrait dans
l'étiologie des deux tiers, au moins, des cas de paralysie générale......

Arrêtons là les statisques que nous pourrions trouver nombreuses encore dans les auteurs. Cependant,
disons en passant qu'après avoir relevé avec soin les
cas de syphilis consignés dans le documents mis à
notre disposition, nous avons trouvé un pourcentage
qui nous semble inférieur à ce que doit être la véritable moyenne. Cela tient, à la difficulté de se rendre compte de l'infection syphilitique quand les vestiges du mal ne sont pas là pour vous éclairer, et au
peu de renseignements précis que peuvent fournir les
malades sur leur état antérieur.... Aussi, sur 79 paralytiques hommes, nous n'arrivons qu'à 8 0/0 de vraiment syphilitiques ; si à ce nombre on ajoute les cas
où il n'a pas été donné de toucher du doigt les accidents spécifiques, mais où la probabilité devient presque de la certitude on arrive à un chiffre plus élevé,
18 0/0. Dans les observations qui ont trait aux femmes, nous trouvons un pourcentage plus fort sur 50
cas de femmes paralytiques nous arrivons à une moyenne certaine de 12 0/0 syphilisées et si, comme
pour le sexe masculin, on ajoute aux cas certains les
hypothétiques on arrive à cette proportion, de 42 0/0
paralytiques vérolées.

Ainsi donc, il est bien avéré que les toxines de la
syphilis ont pris place dans le groupe des agents capables de déterminer des accidents paralytiques.

Mais, comment expliquer la divergence des opinions
à ce sujet ? comment encore expliquer ces faits qui

— 19 —

semblent contradictoires?.. à savoir : que dans certaines contrées où sont fréquents les facteurs principaux de l'encéphalite, l'acoolisme et la syphilis, on ne trouve que peu de paralytiques généraux. Le Dr Taguet, opérant dans une région maritime où sont fréquents les excès alcooliques et probablement aussi les affections vénériennes, constate une absence presque complète de folie parlytique à l'asile départemental du Morbihan (1). M. Milan Vasitch (2), médecin serbe, dit aussi que la vérole est très répandue chez ses compatriotes, mais qu'on observe parmi eux, très rarement, des paralytiques généraux.

Pour chaqne cause étiologique, on a donc trouvé des arguments pour et contre. C'est ainsi que, suivant Monsieur le professeur Ball, les contrées où on boit le plus (Suède, Danemark, Ecosse, Irlande) sont les moins atteintes par la paralysie générale. De même, l'encéphalite, a-t-on dit aussi, n'est pas plus fréquente qu'ailleurs, chez les Arabes et les nègres d'Afrique, qui pour la plupart sont vérolés...... Cela tient à ce que les observateurs qui se sont occupés de la question n'ont étudié qu'un mode occasionnel de la manifestation méningo-encéphalique. Toutes les causes étiologiques, que nous avons indiquées, ne doivent pas être bannies de la genèse de l'encéphalite interstitielle. Mais alcoolisme, infection syphilitique, surmenage du système nerveux, excès de tous genres ne sont que des ouvriers travaillant, souvent de concert, *dans un terrain prédisposé à l'éclosion des accidents paralytiques.*

Nous entendons par là que dans l'immense majorité

(1) Taguet... Congrès de Paris. p. 261.
(2) Milan Vasitch... Congrès de Paris, p. 492.

des cas le rôle des facteurs précités est subordonné à ce quelque chose d'inconnu, d'indéterminé souvent qu'on rencontre à propos de toutes les maladies et qui nous paraît être une condition nécessaire au développement de l'encéphalite interstitielle : C'est la *Prédisposition* de nature variable et que nous allons étudier.

CHAPITRE II

De la Prédisposition

Calmeil déclare avoir trouvé plus d'un quart des paralytiques comptant dans leur parenté des mélancoliques, des maniaques, des déments, des hémiplégiques, des sujets atteints d'encéphalite. Et il ajoute : « Toutes les familles ne consentent pas à avouer ces infirmités, et l'on peut avancer hardiment que l'hérédité existe sur un tiers des aliénés paralytiques. »

Mais par hérédité, que faut-il entendre ?.... Naît-on avec la tare originelle ou bien seulement avec une constitution particulière, prédisposée aux accidents paralytiques ? Pour nous, hérédité ne signifie pas transmission directe de l'état pathologique qui a miné les ascendants, mais prédisposition à le contracter... Un enfant, par exemple, né de parents atteints de tuberculose ne vient pas au monde entaché de la même maladie ; M\ le professeur Peter nous apprend qu'il est seulement tuberculisable, qu'il est plus apte qu'un autre, à cause de ses antécédents, à recevoir et à faire fructifier le germe nocif. De même, en médecine mentale, nous admettons que le sujet issu d'une famille qui compte parmi ses membres des *vésaniques*, des *congestifs*, ou des *dégénérés*, doit être considéré comme fournissant un terrain plus facile pour l'envahissement des troubles paralytiques.

Cet avis, d'ailleurs, est celui des auteurs qui ont spécialement traité de la paralysie générale. Ils admettent l'hérédité comme cause prédisposante. Parmi les plus récents, M. A. Voisin (1) dit : « Le plus souvent, il existe chez les malades qui deviennent aliénés paralytiques une prédisposition héréditaire »... Mais il ne donne aucune indication sur la valeur de cette hérédité. Notre maître, le Dr A. Cullerre, nous a appris que l'hérédité tant *vésanique* que *congestive* ou *dégénérative* pouvait intervenir comme facteur prédisposant à l'encéphalite. Dans son rapport sur le service médical de l'asile d'aliénés de la Roche-sur-Yon, condensant la statistique de dix années comprises entre 1880 et 1890, la prédisposition héréditaire a été rencontrée, chez les paralytiques généraux, dans la proportion de 71,4 pour cent, en ne tenant compte que des cas où on a pu obtenir quelques renseignements sur les antécédents des malades.

Dans un travail, sur la marche de la paralysie générale chez les héréditaires, M. Marandon de Montyel (2) soutient que l'hérédité vésanique est commune chez les paralytiques. Des documents mis à notre disposition nous ont permis de constater que la simple prédisposition à l'aliénation, en dehors de toute autre cause, peut engendrer la paralysie générale tout comme elle engendre une manie, une lypémanie ou une monomanie. Ainsi, l'observation de H... Ap., dont une tante maternelle est morte de vésanie, nous apprend que ce malade arrive à la démence paralytique

(1) A Voisin: Traité de la paralysie gén. des aliénés, p. 308
(2) Annales méd. psych. 1878 t. II p. 333.

sans avoir fait d'excès, sans qu'on puisse invoquer d'autre cause que la prédisposition hér..ditare. M. Marandon de Montyel, dans le travail précité, rapporte lui aussi, des cas où des aliénés ont engendré des paralytiques en dehors de toute autre cause adjuvante. Mais c'est là une exception, ils faut bien l'avouer; et dans ces cas uue syphilis méconnue pourrait être à bon droit suspectée comme cause déterminante réelle.

D'autres aliénistes, tout en admettant également la fréquence de la prédisposition vésanique héréditaire chez les paralytiques, semblent vouloir indiquer que cette prédisposition a quelque chose de particulier. M. Dagonet (1) qui reconnaît le rôle important de l'hérédité dans la production de la paralysie générale, dit : « Qu'il n'est pas rare de rencontrer dans les familles de ceux qui en sont atteints des individus qui ont été affectés de paralysie, de démence ou de l'une ou l'autre forme de l'aliénation. » L'ordre même de cette énumération indique que dans l'esprit de l'auteur, l'hérédité des affections organiques du cerveau se rencontre aussi fréquemment dans la paralysie générale que l'hérédité vésanique. C'était bien l'opinion de Calmeil (2) quand il disait : « Plus d'un quart des malades atteints de périencéphalite chronique diffuse comptent dans leur parenté soit des maniaques, soit des mélancoliques, des sujets en démence, soit des épileptiques, des apoplectiques, des individus affectés d'encéphalite locale... » Il nous a paru intéressant de voir dans quelle mesure les propres observations de l'auteur confirmaient ces vues théoriques. Dans son

(1) Dagonet. Nouveau traité des maladies mentales, p. 312.
(2) Calmeil : Maladies inflammatoires du cerveau.

livre, sur 120 observations de paralysie générale vingt-huit fois, il y avait des antécédents héréditaires, soit dans le quart des cas; dix fois, on y trouve signalés soit isolément, soit en même temps que des aliénés, des parents atteints d'épilepsie, d'accidents convulsifs, de délire alcoolique, de démence paralytique, d'idiotie, de fièvre cérébrale, de maladies inflammatoires du cerveau. Dans les dix-huit autres cas, le mot aliéné ou tout autre terme aussi général est employé pour exprimer la prédisposition héréditaire.... Si on veut bien réfléchir qu'une expression de cette nature ne préjuge qu'une chose, le délire, et que s'il est employé dans les observations c'est faute de renseignements plus explicites permettant de se rendre compte de la nature de la maladie de l'ascendant; on admettra sans peine que parmi ces aliénés signalés dans la parenté des paralytiques, il a pu se trouver des congestifs.

Déjà Lunier, en 1849, avait appelé l'attention sur la fréquence des affections cérébrales organiques chez les ascendants des paralytiques généraux. D'après lui, il y avait là une direction morbide spéciale, qui, sous le nom *d'hérédité des tendances congestives*, prédisposait parfois les descendants à la paralysie générale.

Pour M. Luys (1) l'influence de l'hérédité dans le développement de la paralysie générale n'est pas nettement démontrée. Il fait observer, et tout le monde sera d'accord avec lui, qu'il est exceptionnel de voir un paralytique ayant eu un père ou une mère, mort, à la suite de la même maladie... La rareté de la transmission héréditaire similaire de la paralysie gé-

____

(1) Luys: Traité clinique et pratique de malad. ment. p. 516

nérale n'empêche pas qu'on en trouve cependant quelques cas dans la science. On peut consulter notam-
ment l'observation publiée par M. Rey, dans les Annales (septembre 1883), où l'on voit un père frappé
à 49 ans de paralysie générale, dont le fils était à 23
ans atteint de la même maladie... Mais, poursuit
Luys, ce que l'on constate le plus souvent : « c'est
*que les ascendants ont succombé à des accidents
variés de congestion cérébrale.* » De plus, il a observé chez les parents, et surtout chez les mères des
paralytiques, un état psychique particulier relevant de
l'insuffisance de certaines facultés intellectuelles, qui,
s'il n'est pas pathologique, peut être, du moins, considéré comme pathogène vis-à-vis de la descendance.

Enfin MM. Ball et Régis (1) ont cherché à établir
d'après des recherches statistiques et étiologiques
faites sur les familles de paralytiques, divers points
des plus intéressants. D'après ces recherches, les
paralytiques appartiennent aux familles *de cérébraux ;*
à leur tour, ils engendrent des cérébraux. Leurs enfants conservent très souvent une excitation cérébrale
permanente qui les rend très intelligents, d'une précocité surprenante. Ce sont parfois des êtres supérieurs qui étonnent le monde, quand ils ne succom-
bent pas à l'affection paternelle . . . .

Mais par cérébraux, que faut-il entendre ?.. Pas
autre chose que des sujets entachés d'hérédité nerveuse à forme congestive, ou, encore, d'une tare originelle autre que l'hérédité nerveuse, mais plaçant le
système nerveux dans un état de faiblesse particulier,
grâce auquel il subit le contre-coup de toutes les ma-

---

(1) Ball et Régis. (Encéphale, 1882, n°4) Familles d'aliénés.

ladies. Le D' Charcot a mis en évidence le rôle que joue l'arthritisme comme cause prédisposante dans les maladies nerveuses. Or, d'après Sénac, dans la séméiologie de l'arthritisme, il n'est pas d'élément plus caractéristique et plus important que le processus congestif. La diathèse arthritique amène une modification qui se traduit par des mouvements fluxionnaires, par des poussées congestives plus ou moins marquées et plus durables. (1) M. Lemoine, dans une communication qu'il a faite au congrès de Rouen, s'est fait le défenseur de cette opinion. « *Tous les paralytiques, dit-il, ne sont pas des rhumatisants, mais un bon nombre d'entre eux présentent sur leur corps des stigmates de l'arthritisme* ou bien ont dans leurs antécédents personnels ou héréditaires des manifestations qui relèvent de cette diathèse... Ce sont des malades qui sont le plus souvent issus de parents rhumatisants, et qui, dès leur jeune âge, présentent des manifestations arthritiques diverses... La migraine et les poussées congestives à la tête ne manquent presque jamais chez ces malades ; elles s'installent chez eux de bonne heure et reviennent avec fréquence. L'eczéma, l'herpés génital et labial, le lichen, l'icthyose sont, dans un autre ordre de faits qui relève de la même cause, assez souvent observés avant la paralysie générale... L'auteur indique là, les affinités étroites qui relient l'arthritisme à la famille névropathique. Aussi, joindrons-nous les cérébraux de Régis aux arthritiques de Lemoine pour les désigner sous le nom de *congestifs* et nous dirons

( ) Lemoine : De l'arthritisme comme cause de paralys. gén. (Congrès de Rouen 1890).

que, chez eux, *il existe une prédisposition particulière pour la méningo-encéphalite...* Des observations tendent même à démontrer que chez certains individus de cette catégorie, on ne peut indiquer, en
dehors de la prédisposition congestive, aucune autre
cause adjuvante pour la paralysie générale. Nous
pourrions citer cette observation du D' A. Cullerre,
où il rapporte le cas d'un malade, exempt d'acoolisme,
d'une conduite des plus régulières, arrivé à la deuxième période d'une encéphalite sans cause connue.
Mais sa mère était morte subitement, à l'âge de vingt
cinq ans, d'apoplexie cérébrale (1).

Dans un troisième groupe de prédisposés, nous voulons faire rentrer les sujets entachés de dégénérescence ; car il arrive, bien que cette notion ne soit pas
couramment admise, que le candidat parylitique n'est
autre qu'un dégénéré. Chez lui, il peut se faire, qu'on
ne rencontre pas d'antécédents héréditaires évidents ;
mais sa constitution cérébrale indique un développement anormal et imparfait.

Ces cas peuvent s'expliquer de différentes manières :
La constitution cérébrale a pu être modifiée par une
maladie aiguë, telle que paralysie de l'enfance, convulsions, méningite etc....

Jusqu'à un certain point, l'influence héréditaire ne
peut être bannie de ces cas ; car, tous les auteurs sont
d'accord pour admettre dans leur étiologie une prédisposition. Pour la paralysie infantile, on ne l'observé
guère que dans les familles de névropathes. Quant
aux accidents convulsifs de l'enfance, une opinion

(1) A. Cullere : De la mort subite dans ses rapports avec l'hérédité
névropathique (obs. X., Ann. méd. psych. janvier :89.)

récente tend à prouver qu'ils no doivent plus être mis sur le compte de la dentition, comme on le fait couramment, mais sont d'orig ne névropathique (1). Il est d'autres individus chez qui l'hérédité dégénérative pourrait être attribuée à l'état des parents au moment de la conception. Pourquoi, par exemple, trouve-t-on si souvent dans les campagnes, où les excès de boissons sont à la mode dans les jours du mariage, le premier né de la famille atteint de l'une quelconque des maladies névropathiques, alors que les parents et les autres enfants en sont indemnes?... Ce n'est pas là une assertion humoristique ; car pour notre part, dans un territoire bien restreint nous avons plusieurs fois constaté le fait.

La dégénérescence peut encore se produire au moment de la gestation, et les faits de cette nature ne sont pas si rares qu'on a voulu le dire. Dernièrement, nous interrogions un père de famille pour apprendre de lui quelques détails sur les antécédents de son enfant imbécile. Voici ce dont il nous fit part : « J'ai deux autres enfants qui se portent bien ; ma femme et moi, nous jouissons également d'une bonne santé, mais malheureusement, pendant que celle-ci était enceinte du petit imbécile, elle eut une frayeur terrible à la vue d'un taureau qu'on sacrifiait, et c'est cela qui a causé l'idiotie de mon enfant. »

Nous donnons ce renseignement pour ce qu'il vaut, mais notre avis est, qu'au moment de la gestation, le fœtus peut fort bien ressentir le contre-coup des accidents qu'éprouve la mère....

Voilà, comment s'explique l'hérédité dégénérative.

(1) Magitot : Bulletin médical, p. 1068.

Les sujets, chez qui elle se rencontre, peuvent être aussi bien que des idiots, des imbéciles, des hystériques, de simples dégénérés ; c'est-à-dire, des individus présentant dans le territoire encéphalique une moins grande résistance à l'invasion des accidents paralytiques, et nous pouvons de cette façon les considérer, au même titre que les vésaniques, et les congestifs, comme des *prédisposés à la périencéphalite*.

CHAPITRE III

Statistique et considérations générales

Notre travail est basé sur 129 observations ; les recueillir nous même, nous eût été impossible ; c'est à M. le Dr A. Cullerre que nous devons la plupart d'entre elles. En les étudiant, voici les renseignements qu'elles nous ont fournis.

Chez nos 129 paralytiques, quarante-quatre fois nous avons trouvé des antécédents, ce qui donne un pourcentage de 34 %, c'est-à-dire, environ le tiers : Mais parmi les quatre-vingt-cinq autres cas, on ne trouve que rarement noté, d'une façon explicite, l'absence complète d'antécédents héréditaires. Ceux-ci ont donc pu exister sans qu'il ait été possible à l'observateur de les consigner. Personne n'ignore les pièges oratoires dont il faut se servir pour arriver à posséder quelques renseignements sur les malades qui vous sont conduits. C'est avec raison que Calmeil disait : « Toutes les familles ne consentent pas à avouer ces infirmités.... Elles répugnent toujours, ou peu s'en faut, à reconnaître dans un de leurs ascendants ou collatéraux, la tare quelconque dont il est porteur. »…. Aussi notre moyenne n'est-elle pas exagérée, et même, nous osons dire que si il était donné de relever exactement tous les antécédents des malades qui nous intéressent la proportion des héréditaires deviendrait encore plus forte. Rappelons que M. A. Cullerre, dans un rapport décennal auquel nous avons déjà fait allusion, a trouvé parmi les paralytiques, en éliminant les cas où les renseignements font totalement défaut, une proportion de 71,4 pour cent ; ce qui équivaut à dire que l'hérédité dans la paralysie générale ne serait guère moins fréquente que dans la folie simple.

Cette opinion est depuis longtemps émise par Calmeil, Marcé et bien d'autres ; mais tous les auteurs ne l'admettent pas sans conteste…. Où faut-il en chercher la cause ?…. C'est que tous ceux qui se sont occupés des causes prédisposantes de la paralysie générale n'opéraient pas dans les mêmes milieux. Est-il facile, par exemple, d'arriver à se procurer des renseignements précis sur des malades, qui, souvent trouvés sur la voie publique, sont conduits aux hôpitaux par des agents de l'autorité civile, lesquels ne peuvent fournir aucun détail sur les sujets qu'ils présentent ? Des parents les plus proches du malade, il peut même être difficile d'apprendre quoi que ce soit. La femme, qui accompagne son mari, souvent ne connaît pas la famille de celui-ci, qui habite loin de là, et réciproquement. Même des familles aisées, on ne peut obtenir des données certaines sur les antécédents héréditaires, car près d'elles, souvent on se brise à une foule de susceptibilités.

On pourrait nous objecter que les malades eux-mêmes

dans un moment de lucidité pourraient fournir ces renseignements. Oui, si on les recevait à la première période de leur maladie, mais ce n'est pas le cas habituel ;
le plus souvent, ils ne sont amenés qu'à la période
ultimo, quand il n'est plus possible d'obtenir d'eux la
moindre précision...

Nous ne craignons donc pas d'être taxé d'exagéra-
tion en soutenant que la prédisposition héréditaire
rentre pour plus du tiers dans l'étiologie de la méningo-
encéphalite.

Mais de là à prétendre que tous les paralytiques
sont des héréditaires, il y a encore loin. Bon nombre,
en effet, d'encéphalopathies à marche aiguë ou subai-
guë, qui évoluent dans un délai très court et qui résultent de causes étiologiques très nettes : intoxications, maladies infectieuses, abus des diverses fonc-
tions du système nerveux etc... ne peuvent être con-
sidérées comme d'origine héréditaire. Elle résultent,
bien certainement, d'un manque de résistance de l'organe surmené, de sa susceptibilité, de sa faiblesse,
mais due à une prédisposition assez obscure pour n'être
pas tangible ni formulable sous une forme quelconque
et qui n'a rien à voir avec les antécédents héréditaires.

Notre but, à nous, est de montrer comme parfaitement raisonnable et digne d'attention cette opinion
qui consiste à regarder comme dès longtemps préparé,
soit par l'hérédité, soit par la dégénérescence, le
terrain sur lequel évoluera, dans plus du tiers des cas,
la méningo-encéphalite. De plus, nous prétendons,
éclairé par la statistique, que la prédisposition peut
être soit d'origine vésanique ou congestive, soit enfin
de nature dégénérative. Il pourrait être intéressant
de montrer dans quelle proportion se rencontrent,

chez nos malades, ces différentes tendances à la prédisposition. Sur 129 paralytiques, voici les résultats :

	DIRECTE		Collat.	Ataxique	D'origine ind.	Totaux	P. cent	
	Patern.	Matern.						
rédisp. héréd. { Vésanique.	3	10	10	»	»	23	17	»
Congestive	7	2	2	2	»	13	10	85
Préd. innée ou acquise. { Dégénérative	2	»	4	»	2	8	6	20

Nous trouvons 23 cas où l'hérédité vésanique est pa-
tente, c'est-à-dire 17 pour cent paralytiques généraux
ont une ascendance névropathique : 13 autres comptent des congestifs dans leur fammille, c'est-à-dire
10,85 pour cent en moyenne. Enfin nous avons trouvé
huit dégénérés chez qui l'encéphalite avait porté ses
ravages, 6,20 pour cent environ de nos malades observés.

La vésanie, nous le voyons donc s'observe fréquemment dans les familles de paralytiques ; et fait
digne de remarque, nous l'avons trouvée consignée
plus souvent du côté maternel que du côté pater-
nel.

Pour les tendances congestives, elles sont, au
contraires, plus fréquemment notées dans l'ascendance paternelle. A quoi cela tient-il?

Chomel (1) a déjà fait observer que la mère a
une plus grande part que le père dans la constitution
des enfants et dans leurs prédispositions morbifiques.

____

(1) Chomel : Pathologie générale.

Dagonet reconnait une prédominance marquée dans
l'hérédité provenant du côté des femmes. Baillarger (1) sur une statistique de 453 faits d'hérédité
a calculé que l'influence maternelle prédominait
dans les deux tiers des cas.... Cela s'explique par
l'organisation nerveuse et plus impressionnable de
la femme; son émotivité plus grande et les conditions physiologiques qui lui sont spéciales, telles que
la menstruation, la grossesse, l'accouchement, l'allai-
tement, la ménopause, lui créent des dispositions
particulières à l'aliénation mentale.

Par contre, si l'hérédité des tendances congestives est plus fréquente du côté du père, cela s'explique encore par la vie plus active de l'homme.
C'est à lui qu'incombent les lourdes charges de la
famille, à lui est réservé le surmenage du cerveau;
pour lui aussi, dans les conditions ordinaires de la
vie, il est plus facile de s'adonner aux excès de
toutes sortes, qui sont, nous l'avons déjà dit, les
principaux facteurs des lésions organiques de l'encéphale.

Dans nos deux cas d'hérédité atavique, deux fois il
s'agit d'aïeuls paternels apoplectiques.

Ces considérations établies, qu'il nous soit permis
de faire une petite digression et de dire que dans
notre statistique nous avons fait entrer un cas qui
peut venir grossir le nombre des quelques observations qui montrent l'hérédité similaire dans la paralysie générale. M. Rey, nous l'avons dit plus haut, a
signalé un fait semblable. Un anglais, le Dr Turnbull

(1) Baillarger : Recherches statistiques sur l'hérédité de la folie (Acad·
méd. 1845).

(1) lui aussi a cité un cas de paralysie généralisée, chez un enfant de douze ans, justifié par l'autopsie qui a montré, outre les lésions de la périencéphalite, un état atrophique des circonvolutions. Le père de cet enfant a été soigné après lui et est mort à son tour de paralysie générale.... C'est un cas de similitude par anticipation, mais qui, néanmoins, doit prendre place dans l'hérédité similaire.

Nous, nous réservons pour plus tard l'observation de notre malade; car elle offre un intérêt particulier, à savoir: qu'avec l'hérédité similaire, elle montre ce que peut être la descendance du paralytique... Nous avons, en effet, l'intention de donner, après avoir étudié les différentes formes cliniques de la prédisposition, quelques faits de dégénérescence observés dans la descendance des paralytiques.

(1) Ann. méd. psych. 7 sept. 1881 (313)

CHAPITRE IV

Prédisposition d'origine vésanique

Si les observations d'hérédité similaire sont rares dans la paralysie générale, nous pourrions trouver nombreuses celles où la prédisposition d'origine vésanique est constatée. Nous nous contenterons de signaler les plus intéressantes, tout en montrant que cette prédisposition donne un cachet particulier à la marche du délire paralytique. Il n'est pas rare, en effet, de trouver dans l'évolution de la méningo-encéphalite une marche qui rappelle assez souvent la forme d'hérédité que l'on constate dans les antécédents des malades. Ainsi chez les paralytiques à antécédents vésaniques, la maladie débute souvent comme une manie simple... En voici un exemple.

OBSERVATION I

D... G. 37 ans, entre à l'asile de .... le huit octobre 1889. Depuis six mois, il a des préoccupations très vives d'intérêt et d'amour : (Pertes d'argent; veut épouser sa maîtresse.) Il est en proie à la tristesse.

Il y a huit jours, sous l'influence d'excès alcooliques, dont il est coutumier, il fut pris d'excitation croissante et désordonnée en même temps que de satisfaction anormale. Sa mémoire commence à lui faire défaut; et des idées délirantes éclatent.

Le malade, à son arrivée, est amaigri; son facies est de beaucoup vieilli. Il déclare avoir eu une blennorrhagie et des chancres mous, mais pas la syphilis... On ne constate pas d'inégalité pupillaire. Les pupilles sont contractées sans cependant atteindre au myosis; il y a quelques tremblements fibrillaires de la langue. Pas d'embarras de la parole, à proprement parler; cependant, lorsqu'il parle avec volubilité, il a des hésitations subites et parfois un anonement dont il a peine à sortir... Délire maniaque de nature ambitieuse avec mobilité excessive des idées. Il nage dans une béatitude absolue, roule sur les millions, fait des projets gigantesques, ne parle que de repas pantagruéliques auxquels il convie tout le monde. Il fond des lingots, fabrique des meubles somptueux etc...

Malgré cela, l'excitation est toujours vive; il se révolte, veut sortir, casse les vitres...

26 octobre 1889... Continuation de l'agitation maniaque... Pupille gauche plus dilatée. Ce phénomène n'avait pas encore été constaté chez le malade.

20 novembre... Beaucoup plus calme depuis quelques jours. A, jusqu'à un certain point, conscience de la période aiguë de son délire. Explique, par des chagrins qu'il a éprouvés, l'exaltation qui s'est produite chez lui ainsi que les idées de grandeur et de fortune. Mais manifeste une sensiblerie assez peu en situation... Pleure au souvenir de sa mère, qui lui aurait épargné bien des chagrins si elle avait vécu; écrit à sa maîtresse des lettres toutes pleines d'une mélancolie désespérée et emphatique, non sans y mêler des idées de satisfaction.

13 décembre... Son délire s'étant atténué d'une façon à peu près complète, il est repris par sa famille qui le garde jusqu'au 19 septembre 1890.

A son retour, on constate la même agitation délirante qu'à sa première entrée. Mais il est de plus porteur *d'un mal perforant du pied.* Cette lésion a déjà été signalée parmi les troubles physiques de la méningo-encéphalite (1). On remarque aussi un ptosis complet de la paupière

Février 1891... Depuis quelques jours, le malade est pris de mélancolie avec stupeur, refuse toute nourriture. gauche.

(1). Marandon de Montyel : Encéphale 1888.

Prétend qu'il ne peut plus rien absorber, qu'il est obstrué
Il meurt bientôt de congestion pulmonaire...

L'autopsie qui n'a pas été faite, sur la demande de
la famille, n'aurait fait que confirmer le diagnostic de
paralysie générale.

Ce qui fait l'intérêt de cette observation, c'est qu'elle
nous montre ce malade à *antécédents vésaniques*,
(*une tante maternelle est morte aliénée)* commencer
sa paralysie par de l'excitation maniaque, alors que les
symptômes habituels sont peu apparents. L'excitation
se modifie, il y a aussi atténuation des idées délirantes,
on dirait même, rémission dans la marche de la maladie; si bien que sans les troubles somatiques et leur
évolution assez rapide, on aurait pu être tenté de
croire à une manie ambitieuse terminée par une phase
mélancolique.

Voici un autre cas où la paralysie commence comme
une mélancolie et évolue comme telle :

OBSERVATION II

D... Jh., commis d'épicerie, 37 ans, entre à l'asile
de *** le 2 novembre 1889. Depuis quelques mois, on re-
marquait chez lui des troubles de l'intelligence... Il y a
une dizaine de jours, on le trouve, un matin dans sa
chambre, baignant dans son sang, une paire de ciseaux
à la main ; il venait d'essayer de s'ouvrir le ventre. Trans-
porté à l'hôpital de F... il y éprouva, paraît-il, des accès
d'agitation violente avec tentatives de suicide par préci-
pitation. C'est alors qu'il est envoyé à l'asile.

A son entrée, il est pâle, affaibli ; son regard est
éteint, ses pupilles sont contractées, sa langue animée
de mouvements ataxiques très prononcés. Lorsqu'il veut
parler tous les muscles de son visage entrent dans une

trémulation générale. La parole est embarrassée, hésitante, sa parole mal assurée. Il est dans un état de démence avancée et ne semble pas avoir la mémoire des événements qui se sont passés depuis un certain temps. Pourtant, il parvient à raconter qu'il a eu, il y a dix ans, une maladie lui ayant fait enfler les jambes (rhumatisme ?...) qu'il a eu, en outre, en 1890, une affection vénérienne qui détermina des lésions de la verge et du fondement (syphilis)... Interrogé sur les causes de ses tentatives de suicide, il répond qu'il était excité, mais qu'il ne sait pas pourquoi il voulait se tuer. On ne constate actuellement aucun délire.

14 novembre... Manifeste des idées mélancoliques... pleure en disant qu'il a tout perdu, qu'il n'a plus rien, qu'il est ennuyé, qu'il ne se rappelle pas tout le mal qu'il a fait.

1er décembre 1889... Était agité depuis quelques jours, Marchait sans savoir où il allait ; refusait les aliments. sa figure était inerte, ses yeux éteints ; on l'entendait murmurer : « je n'ai plus le sou. » Était devenu gâteux. Ce matin, il est mort presque subitement.

Autopsie du cerveau 30 heures après décès... La duremère épaissie présente des adhérences nombreuses à l'arachnoïde, surtout sur les parties contiguës à la faux du cerveau. Le sinus longitudinal est obstrué dans toute son étendue par un caillot cruorique ; l'arachnoïde est transparente sauf le long des gros vaisseaux qui sont gorgés de sang, bordés de chaque côté par une bande opaque, nacrée, de deux à trois millimètres de largeur. La pie-mère est congestionnée, recouverte d'arborisations vasculaires très confluentes et d'un rouge vif. Peu de liquide arachnoïden... La masse encéphalique est molle et les parois ventriculaires s'évasent et tombent en bouillie sous la plus légère pression du doigt. Pas de granulations épendymaires... Adhérences profondes de la pie-mère à la substance grise cérébrale. Il n'existe, à ce point de vue, aucune différence notable suivant la partie observée. Les coupes n'offrent à considérer qu'un ramollissement général des deux substances. Le poids de l'encéphale, que nous pouvons donner, montre une différence de 18 grammes à l'avantage de l'hémisphère gauche.

Hémisphère gauche.......... 650 gr.
Hémisphère droit........... 632
Cervelet, Bulbe, Isthme.... 200
                            ————
              Total.... 1.482 (sans décortication)

L'autopsie confirme le diagnostic de paralysie générale; il est toutefois à remarquer que les signes somatiques étaient peu accentués et que les idées de richesse et de grandeur n'ont pas été observées. Les troubles primordiaux consistent seulement en un affaiblissement intellectuel; surviennent des automutilations qui sont le résultat d'impulsions si fréquemment notées dans la mélancolie. Tous les symptômes psychiques observés chez notre malade sont donc ceux que l'on rencontre chez les individus atteints de cette sorte de folie. Aussi, pour cette raison, disons nous que la méningo-encéphalite a débuté ici comme une mélancolie pure. Ne faut-il pas voir là l'influence de la prédisposition vésanique? Un frère du malade, en effet, a fourni comme renseignements commémoratifs, que leur mère était morte aliénée à 35 ans; et leur père aurait succombé à une maladie indéterminée.

Une autre forme de mélancolie est relatée dans l'observation qui suit:

OBSERVATION III

V... Sylvain s'est livré aux excès du vin. A l'âge de 41 ans, il devient mélancolique, absorbé, inquiet, s'imaginait qu'on voulait le faire mourir, le couper en morceaux. Puis survint un jour une perte de connaissance avec chute, mais sans convulsions. Ce fut là l'annonce bien nette de la démence paralytique avec délire spécifique qui rappelle celui des négations : Il montre ses mains, et dit que ce ne sont pas les siennes, qu'on les lui a coupées pour en mettre d'autres, on lui a mis aussi une langue et des dents de veau; sa tête, on l'a plumée pour en faire une casquette; son corps, on a dû le lui prendre; car celui qu'il a est tout pourri Le sien, on l'a coupé en morceaux.

Les attaques apoplectiformes deviennent fréquentes et la mort ne se fait pas beaucoup attendre.

A l'autopsie, on constate les lésions habituelles de la paralysie générale... On remarque surtout que la moitié antérieure l'hémisphère droit du cervelet est décolorée, indurée et ne s'écrase pas sous le doigt.

L'encéphale pesée donne

Hémisp. droit	531 gr.
H.... gauche	519
Cervelet.....	133
Total...	1.183

La différence de poids entre les deux hémisphères est dans ce cas à l'avantage de l'hémisphère droit.

Lorsqu'on saura que le père de V.... Sylvain, à l'âge de 45 ans, fut traité une première fois dans un asile, qu'il y revint à 57 ans, en proie à des idées mélancoliques si intenses qu'il s'y pendit bientôt, on n'hésitera pas à reconnaître la parenté de leur délire et à comprendre que notre paralytique par ses antécédents héréditaires y était prédisposé. Ainsi s'explique l'anomalie des troubles psychiques que nous venons de noter. L'observation suivante va nous mettre en présence d'un paralytique à antécédents vésaniques dont le délire se rapproche de celui qu'on observe dans la folie raisonnante.

OBSERVATION IV

Ch... L. 38 ans, a fait do grands excès de vin blanc. On le rapportait souvent ivre-mort, chez lui, surtout depuis les premiers symptômes de sa maladie. Il a eu deux attaques congestives en 10 mois, Il était alors comme frappé d'aphasie, ne pouvant plus parler. En a gardé une grande faiblesse dans les membres inférieurs.

A la façon d'un fou raisonnant, fait des spéculations absurdes : Achète trois mille francs une maison qui ne valait que quinze cents francs, des arbres dont il ne sait que faire etc... Dépensait plus de trois cents francs par mois en débauches. Menaçait ses enfants, sa femme : surtout cette dernière qu'il accusait de se mal conduire.

Quinze jours après son entrée à l'asile, il est calme, satisfait, mais présente un léger embarras de la parole avec la pupille droite plus dilatée et des tremblements fibrillaires de la langue... Son animosité contre sa femme n'a pas disparu, il écrit contre elle les lettres les plus extravagantes. Prétend qu'elle doit recevoir cinq mille francs, et qu'aussitôt sa bourse faite, elle laissera ses enfants, sa maison. Ecrit aussi des lettres à son frère, dans lesquelles il parle de séparation etc...

Pour une raison ignorée, le malade n'est pas laissé à l'asile. Sa famille le reprend ; mais on apprenait, quelques mois après sa sortie, qu'il venait de mourir à l'hôpital de sa ville.

Dans cette observation, on voit nettement marquées la perversion de la sensibilité affective et les impulsions à commettre des actes extravagants, ridicules. C'est là la caractéristique de la folie raisonnante à laquelle nous rattachons les idées délirantes de notre paralytique Ch... L. Il est presque certain que là encore le délire a subi l'influence de la prédisposition héréditaire. La mère du malade d'après des renseignements fournis est morte dans un asile d'aliénés.

Voici une autre observation où l'on voit la paralysie générale évoluer à la façon d'une manie congestive. Ici encore se fait probablement sentir l'influence de la tare originelle : « La mère du malade est une névropathe, un oncle est mort aliéné. De plus l'hérédité congestive se manifeste aussi par un frère paraplégique. »

OBSERVATION V

X... Paul, 27 ans, entre pour la première fois à l'asile en mai 1888. Sa maladie a débuté par des symptômes d'hypocondrie, il éprouvait, disait-il, de violentes palpitations et se croyait atteint d'une maladie de cœur. Était très préoccupé de l'état de ses organes génitaux ; prétendait aussi avoir de la rétention d'urine. Enfin, une autre fois, c'était l'estomac qui le tourmentait....

Son délire triste et dépressif est caractérisé par du découragement et un ennui insurmontable. Il ne déraisonne pas, mais refuse de se montrer ; s'enferme dans l'isolement et la solitude, si bien que le premier diagnostic fut celui d'hypocondrie morale avec tristesse profonde.

Quinze jours après son entrée, cet état se dissipait ; le malade reprenait son habitus normal, ce qui lui permettait d'être rendu à la vie ordinaire. Cependant avant son départ, une inégalité pupillaire marquée avait donné l'éveil au Dr A. Cullerre.

Son absence de l'asile fut de courte durée, sorti le 30 juin 1888 il y rentrait le 23 août de la même année. L'hypocondrie avait alors fait place à de l'excitation que des excès alcooliques et vénériens avaient aggravée. Il est en proie alors au délire de force, de satisfaction, de contentement et d'orgueil : Il a eu les plus flatteurs succès auprès des femmes ; va épouser une riche héritière ; est appelé à un brillant avenir.

L'inégalité pupillaire déjà remarquée va en s'accentuant. Une première attaque épileptoïde avec convulsions de la face, faiblesse des membres inférieurs, est bientôt suivie de sept attaques semblables, qui laissent au malade un grand embarras de la parole avec des convulsions fibrillaires des muscles des lèvres et de la face..... Les convulsions et les accès épileptoïdes disparus, il reste sous le coup de l'agitation. Parle sans cesse de ses succès auprès d'une femme du monde, des expédients qu'il employait, pendant son service militaire, pour donner le confortable à sa maîtresse etc....

Ce qui est le plus remarquable, c'est la persistance de l'excitation maniaque avec les idées de grandeur et l'apparition fréquente des attaques épileptiformes qui le plongent dans le coma. Il ne s'en relève que pour reprendre son agitation et ses idées ambitieuses. On croirait véritablement assister aux différentes phases d'une manie congestive, si ce n'étaient les différents symptômes psychiques et physiques qui plaident en faveur de la méningo-encéphalite. D'ailleurs, le dénoûement, qui ne s'est pas fait attendre, est une preuve de plus en faveur du diagnostic.... Le malade était de nouveau sorti, sur la demande de sa famille qu'il quittait bientôt pour aller en pays étranger. Quelques mois après on apprenait sa mort dans une maison de santé.

Dans le cas suivant, il nous a été donné de comparer l'observation de la mère et celle du fils qui est devenu paralytique à 44 ans.

OBSERVATION VI

Pr... Auguste entre le 24 janvier 1885 à l'asile de***
Le médecin qui a délivré le certificat d'entrée s'exprime
ainsi : « Depuis près d'une année Pr... est sous le coup
d'une paralysie générale progressive; il vagabonde à
à travers les rues et les chemins. Marche titubante,
aphasie, inconscience presque totale, gâtisme. Il est
marié, père de 4 enfants; pas d'alcoolisme. »

Le lendemain de son entrée à l'asile, il est dans l'abrutissement complet, présente un facies stupide, de l'ataxie
linguale, telle qu'il ne peut prononcer aucun mot. Inégalité pupillaire, marche chancelante; toujours gâteux.

Le 1er avril, la démence est totale. Grabataire, mange
des soupes, mais ne peut prendre les aliments solides.

Est mort le 14 octobre dans le marasme avec tous les
symptômes de la trosième période de la méningo-
encéphalite.

Sa mère, dont le début de la maladie remontait à près
de vingt ans avant son admission, a présenté du délire
à double forme; des périodes de dépression mentale al-
ternant avec des périodes d'excitation maniaque, tantôt
tristesse et affaissement.

Nous ferons remarquer que dans l'observation du
paralytique précédent, nous ne retrouvons pas de
particularités propres aux vésanies. La présence de
ces symptômes chez les paralytiques à antécédents
vésaniques n'est évidemment pas une règle absolue;
mais la folie de la mère, qui appartient au type cir-
culaire, est de celles qui s'accompagnent précisément
de congestion cérébrale à la période expansive. Le
délire vésanique proprement dit en est absent; les
troubles intellectuels tiennent presque exclusivement
de l'exaltation des facultés et rien ne ressemble plus

à la période de début de la paralysie générale classique que l'accès maniaque dans la folie à double forme.

Nous arrêtons là les remarques que nous avions à faire sur l'influence de l'hérédité vésanique dans la production des accidents paralytiques, pour montrer que dans certains cas les antécédents congestifs sont eux aussi capables d'avoir leur retentissement sur la marche de la méningo-encéphalite.

C'est ce que nous allons voir dans le chapitre suivant.

CHAPITRE V

Prédisposition relevant de l'hérédité congestive

Lorsqu'il s'agit d'un paralytique à antécédents congestifs, c'est-à-dire qu'il compte dans sa famille des membres ayant succombé aux accidents apoplectiques, aux congestions proprement dites, aux complications de l'arthritisme, on remarque aussi certaines particularités dans son état mental, que nous trouverons relatées dans les observations suivantes.

OBSERVATION VII

S.... Joseph, 38 ans, était malade depuis 18 mois lors de son entrée à l'asile, le six mars 1887.

A son arrivée, il est calme, ne délire pas ; a conservé la mémoire : rapporte qu'on lui brûlait des chancres, il y a douze ans. Manifeste cependant une certaine indifférence et une passivité complète. Pas d'inégalité pupillaire, seulement un certain degré de paralysie faciale, plus accentué du côté droit. Anesthésie complète de la peau, relative des muqueuses ; compression testiculaire insensible. Parole difficile par suite de l'ataxie de la langue et des lèvres. C'est une véritable démence paralytique sans délire actuel.

En février 1888, on n'a pas encore constaté d'idées déllrantes. Seulement le malade est gâteux, déchire ses vêtements.

Le 20 mars, on note une grande excitation, toujours sans délire ; le malade va et vient sans but, comme un automate. Il a la figure épanouie, le sourire aux lèvres ; mais aussi l'embarras de la parole s'est accentué. C'est avec peine qu'il prend sa nourriture ; est sous le coup d'une poussée congestive.

Le 22 mars, on le trouve asphyxié par le bol alimentaire ; il venait de prendre quelques aliments.

Autopsie, 30 heures après décès. — Congestion des méninges. Arachnoïde opalescente, d'aspect trouble et blanchâtre. Abondance énorme de liquide dans la pie-mère et les ventricules (véritable hydropisie ventriculaire). Planchers du quatrième ventricule et des latéraux absolument chagrinés, recouverts de granulations confluentes. Masse encéphalique ramollie ; substance grise couleur lie de vin ; à la coupe, congestion énorme. Dans l'hémisphère droit, les adhérences méningées sont surtout remarquables sur le bord de la scissure interhémisphérique. En quatre ou cinq endroits de l'hémisphère gauche, sur le pied des circonvolutions frontales et de la frontale ascendante, on remarque qu'il y a des adhérences ; et après le décollement de la pie-mère en ces endroits, il reste des aspérités. Différence énorme entre les deux hémisphères :

} Hémisphère droit décortiqué   575 gr.
} Hém.   gauche   —   545

OBSERVATION VIII

Il y a cinq ans, le père de ce malade mourait d'apoplexie foudroyante.

G... Joseph est pris à l'âge de 29 ans des premiers symptômes de paralysie générale : Embarras considérable de la parole avec tremblements convulsifs des lèvres et de la langue, démarche un peu hésitante, sensibilité un peu obtuse ; surtout à droite, air hébété, traits immobiles; mais pas d'inégalité pupillaire. Obtusion intellectuelle profonde, ne se rappelle plus ce qu'il fait, ce qui vient de se passer. Voit les objets vaciller devant ses yeux

Si parfois il est excité, c'est à la façon d'un automate, sans savoir pourquoi. Se lève la nuit, bouscule tout ce qui est à sa portée; mange des feuilles d'arbres et des ordures. Son facies est altéré; il est dans l'abrutissement complet; pourtant délire bien un peu : dit qu'il veut enrichir tout le monde, qu'il va passer capitaine etc... Il a adopté le chiffre douze millions, et le répète à tout propos.

Il meurt dans le marasme, le 15 août 1889, un an environ après le début de sa maladie.

Sa mère était morte d'accidents cérébraux, après avoir éprouvé trois attaques de paralysie.

Ce qui ressort des deux observations que nous venons de rapporter, c'est le *caractère démentiel* que revêtent les troubles psychiques chez deux malades prédisposés par l'hérédité aux accidents congestifs. Pendant la plus grande durée de la maladie, on dirait assister à cette sorte d'affaissement intellectuel qui succède ordinairement aux attaques apoplectiques pures et simples. L'excitation qui se montre par instant n'est que le fait de l'exaltation cérébrale au moment des poussées congestives..... N'est-il pas légitime de croire que la prédisposition n'est pas étrangère à cette marche irrégulière des troubles paralytiques?

Chez le malade suivant, où l'hémorrhagie cérébrale a été relevée comme antécédent héréditaire, on voit l'encéphalite revêtir encore un caractère particulier : sa marche est rapide et elle se termine par une attaque qui rappelle l'état syncopal des congestions encéphaliques.

———————

OBSERVATION IX.

F... a toujours été d'un caractère extraordinaire et bizarre. Il était en mésintelligence avec tout le monde. A 52 ans, on constate chez lui les premiers symptômes de la paralysie généra'e. Parfois idées mélancoliques, d'humilité : il va bientôt mourir... Puis délire des grandeurs et des richesses. Embarras de la parole... Attaques épileptoïdes de forme syncopale. Mort rapide en quelques mois dans une de ces attaques.

A l'autopsie, lésions ordinaires de la paralysie générale.

Son père est mort d'une hémorrhagie cérébrale et était sur la fin de sa vie atteint d'aliénation mentale.

D'autrefois la méningo-encéphalite est en relation, en même temps, avec la congestion cérébrale et la mort subite.

OBSERVATION X

M... Auguste de mœurs sobres et laborieuses manifeste à 33 ans les symptômes de la paralysie générale : Incohérence dans les paroles et dans les actes. Activité désordonnée, spéculations ridiculement grandioses, loquacité incessante ; idées de fortune et de grandeur absurdes. Démarche incertaine, chutes fréquentes. Langue embarrassée. Il se fracture la jambe et succombe en quelques jours à l'infection purulente (1).

Sa mère, à l'âge de 25 ans, est morte presque subitement de congestion cérébrale.

Dans d'autres cas, on trouve comme antécédents

---

(1) Cette observation et l'observation XIII qui suit ont été publiées dans le travail précédemment cité du Dr A. Cullerre : De la mort subite dans ses rapports avec l'hérédité névropathique.

héréditaires les maladies de la moelle et la congestion
passagère de cet organe. En voici un exemple.

OBSERVATION XI

D... Eugène, homme vigoureux, de haute taille, n'a
jamais fait de maladies sérieuses, mais souffre depuis très
longtemps de maux de tête d'une grande violence. Se
serait exposé, à deux reprises différentes, à un soleil ar-
dent et aurait présenté à la suite quelques symptômes
d'excitation cérébrale, de l'égarement et de l'agitation
maniaque. D'autres symptômes se développent rapide-
ment, au point qu'on constate maintenant chez lui du
tremblement des mains et de la langue, un affaiblissement général musculaire, de l'embarras de la parole, des
alternatives d'excitation et de dépression et des signes de
démence. Peu à peu le délire ambitieux spécifique se développe et le malade succombe au bout de six mois, dans
le marasme paralytique le plus profond.

Son père a eu, à deux reprises, une attaque de paralysie
avec perte absolue de l'usage de tous les membres. Le
pharynx était compris ; la déglutition ne se faisait plus.
L'une de ces attaques a duré trois ans ; il a guéri de
toutes les deux.

Dans cette observation, il s'agit d'un cas vulgaire
évoluant suivant la règle. La prédisposition créée par
cette maladie extraordinaire du père et qu'il nous semble impossible de qualifier, d'après les explications de
la famille, a eu son effet chez le fils. Il s'agit, autant
qu'on peut croire, d'une irritation congestive des centres nerveux, mais qui n'a pas abouti à une inflammation de nature à créer des lésions irrémédiables, puisque le malade s'est rétabli, Le fils, héritant des tendances congestives de son père, a contracté sous une
influence étiologique, qu'on retrouve souvent dans les

anamnestiques des paralytiques, l'insolat on, une maladie cérébrale incurable : la paralysie générale....
Cette influence d'une exposition prolongée aux rayons
solaires est fréquemment invoquée au début des vésanies simples. Nul doute, qu'elle n'agisse différemment
suivant la préparation du terrain. Chez un individu
entaché d'hérité vésanique, elle déterminera la folie;
chez un autre entaché d'hérédité congestive, elle occa-
sionnera comme chez notre malade une méningo-encéphalite. La prédisposition n'est donc pas par sa
nature indifférente; elle agit dans une direction dé-
terminée; ce que vient de nous montrer l'observation XI.

Sur la descendance des arthritiques cette prédisposition se fait aussi sentir. Cela ne doit pas surprendre,
car la nature même de leur tempérament nous les indique comme voués à toutes sortes de congestion. Ce
sont des congestifs et par cela même prédisposés aux
accidents paralytiques. Voici un fait qui nous le dé-
montre:

OBSERVATION XII

B... Armand n'a jamais fait de maladies graves. Pendant quatorze ans, il a servi dans les régiments d'Afrique, du Mexique et d'Italie. Il s'est occupé ensuite à son
métier de peintre, mais sans ressentir les troubles si fréquents dus au saturnisme. Pour lui seulement semble
avoir existé la tare paternelle. Son père est mort goutteux
et calculeux; une de ses sœurs obèse est également morte
en proie à la gravelle avec néphrite probable.

A l'âge de 53 ans, B... rentre à l'asile; le début de sa
maladie remontait à trois ans. On avait remarqué de
l'agitation intermittente ; par moments voulait tout cas-
ser, avait des idées de suicide, puis tombait dans la dé-

pression. Son intelligence s'était beaucoup affaiblie; il était d'une satisfaction béate, et sa figure était toujours prête à s'épanouir et à s'éclairer d'un gros rire bruyant et convulsif. L'embarras de la parole était extrême avec des tremblements convulsifs des lèvres et de tous les muscles de la face. Pupille droite plus dilatée que la gauche.

Pendant les deux mois qui ont suivi l'entrée, l'état du malade était resté stationnaire; mais à partir de ce moment, il tombe dans la démence et le gâtisme le plus complet, pour disparaître bientôt, emporté par les progrès du marasme.

Jusqu'ici nous n'avons relaté que des cas isolés dans les familles, mais l'observation suivante va nous montrer plusieurs membres d'une même famille subissant l'influence de la prédisposition congestive.

OBSERVATION XIII

B... Louis, employé de bureau, d'une conduite peu régulière, a fait des excès alcooliques et surtout de cognac et d'absinthe. Joueur, il a perdu ce qu'il possédait ; vers 45 ans, il manifeste des idées de grandeur et de richesse et des symptômes de démence ; sa vue est affaiblie, ses pupilles sont inégales. Il marche difficilement; a de l'embarras de la parole.

Attaques épileptiformes. Ces attaques sont suivies d'une légère rémission ou plutôt d'un arrêt dans la maladie pendant lequel le malade est perdu de vue.

Un de ses frères est mort à 47 ans, dans une maison de santé de..., des suites d'une paralysie générale ainsi caractérisée sur son dossier : « Embarras extrême de la parole; idées ambitieuses. Il est intime ami de l'empereur; il possède des millions, des châteaux. »

Un autre frère est mort subitement à 40 ans. Le père a

succombé, âgé de plus de 60 ans, à une maladie qui le retint plus d'un mois sur le lit et qui, d'après les renseignements, paraitrait due à des troubles congestifs du cerveau.

Fermons la liste des observations qui ont trait à l'hérédité congestive; nous pourrions les multiplier, car dans nos documents, il en reste encore un certain nombre, mais ce serait sans intérêt. Contentons-nous de dire que chez nos paralytiques, de cette catégorie, comme d'ailleurs nous l'avons montré, il existe presque chez tous ce fait particulier : « *La maladie débute souvent comme une simple démence; elle évolue même parfois sans périodes délirantes, ou bien alors, lorsque celles-ci existent, elles alternent tantôt avec des moments de dépression et tantôt avec des poussées congestives qui se traduisent par des attaques épileptiformes, ce qui lui donne un cachet particulier et la rattache à la famille des psychoses congestives.* »

CHAPITRE VI

Prédisposition d'origine dégénérative

Nous nous sommes expliqué déjà sur le sens de
la *prédisposition dégénérative*. Nous avons dit qu'elle
pouvait être innée ou acquise. *Innée*, quand elle se
rapporte, par exemple, aux habitudes vicieuses des
parents, telles que l'alcoolisme, les excès vénériens
etc..., ou aux troubles de la grossesse. *Acquise*,
lorsque, comme le dit Lasègue (1), la santé cérébrale
a été troublée, ne fut-ce qu'un instant, par une
blessure, par une lésion encéphalique, par une mal
formation du crâne. Le malade supposé guéri a
acquis une diathèse morbide qui décidera du reste
de son existence. Il devient sujet à des désordres
physiques et intellectuels rompant la solidité des lois
pathalogiques. » En d'autres termes, il s'opère dans
ses centres nerveux des modifications telles, qu'un
jour ils ne pourront plus résister à l'envahissement
de la méningo-encéphalite.

Les observations XIV et XV nous montrent deux
sujets, chez lesquels on peut, jusqu'à un certain
point, rattacher la prédisposition aux accidents

paralytiques, à la vie désordonnée des parents, qui eux-mêmes frisaient la folie morale.

OBSERVATION XIV

L... Alexis, 54 ans, n'a jamais fait de grosses maladies ; marin, il naviguait comme maitre au cabotage, sans faire d'excès alcooliques. Pas de traces syphilitiques.

On a constaté depuis quelque temps qu'il déraisonnait. Alors, s'est mis à boire ; est devenu irritable, bizarre, croit toujours qu'on lui manque de respect. Avec cela a des idées de richesse et de grandeur. Il est millionnaire, capitaine de frégate, décoré de la rosette.

A son entrée à l'asile, janvier 1890, il présente des tremblements prononcés de la langue, de la déchéance intellectuelle avec de l'agitatation, et de l'irritabilité constantes. Uu mois après, l'embarras de la parole est des plus marqués ; son écriture est presqu'illisible et c'est à peine si nous pouvons déchiffrer les lettres où il converse avec Dieu et voit ce qui se passe au ciel etc...

29 Avril.... Persistance de l'agitation maniaque et du délire des grandeurs. Il est taquin, méchant ; veut partir à Paris recueillir sa fortune, nommer ses officiers d'ordonnance... etc...

Juillet... Commence à devenir plus calme ; est moins délirant.

7 Novembre... Etait en pleine rémission depuis quelques semaines, quand dans la soirée il fut pris d'une attaque congestive.

Depuis lors les attaques congestives n'ont pas reparu ; le malade, malgré une pleuro-pneumonie intense dont il a beaucoup souffert dans les premiers mois de 1891, est maintenant dans une période de rémission complète. Il ne délire plus, s'occupe dans l'intérieur de l'asile, sans se douter du sort qui l'attend.... L'affaiblissement intellectuel, néanmoins, persiste toujours.

Sa mère est morte on ne sait de quoi. Son père a toujours été bien portant ; il est mort très âgé, après avoir mené une vie toute de dissipation et d'excès. Les abus vénériens auxquels il se livrait, le faisaient regarder comme une sorte de satyre.... Une sœur du malade est excentrique....

Voilà bien les cérébraux, sorte de fous moraux, que M. Régis a relevés dans la famille des prédisposés aux accidents paralytiques.

Dans l'observation suivante, sur un terrain, pour nous, entaché de dégénérescence, on voit la paralysie générale se développer plusieurs années après que des accidents syphilitiques étaient venus encore le détériorer.

OBSERVATION XV

S... Clémence, 30 ans, domestique, a toujours été maladive. Deux de ses sœurs portent des ganglions tuberculeux suppurés ; de plus, son père, par ses excès alcooliques invétérées et sa conduite irrégulière, s'est fait une réputation de débauché... pourtant il se porte bien.

D'après les renseignements fournis, S... a toujours été d'une intelligence des plus obtuses, d'un caractère très irritable et porté à la violence. Le début de sa maladie remonte à deux ans ; c'est alors qu'on s'aperçut qu'elle perdait la mémoire, ne savait plus rien faire, ni où elle allait. Est venue échouer à l'hôpital de,.. ; de là à l'asile. Cinq ans auparavant, elle avait eu des plaques muqueuses dans le pharynx et à l'anus.

Pas d'idées délirantes... Hésitation marquée de la parole. Fut prise en février 1892 d'une attaque apoplectiforme ; s'était remise un peu. Mais au mois de mai, elle fut atteinte d'un érysipèle de la face qui semble avoir activé la maladie.

Depuis le mois de juin, la malade est entrée progressivement dans l'abrutissement... En ce moment son visage est plus hideux que celui d'une vieille femme. Tous les symptômes de la déchéance paralytique sont écrits sur son front.

Ce sont là des cas de prédisposition dégénérative innée, où l'on peut saisir encore l'influence nocive des différentes passions de l'ascendant sur le descendant. Mais il faut reconnaître qu'il est un certain nombre de cas, où il est impossible de suivre l'enchaînement, la succession et la dépendance réciproque des faits d'hérédité. Ainsi, comment expliquer, par exemple, qu'un enfant né dans de bonnes conditions sans tare héréditaire, sans trace aucune de dégénérescence, arrive à compter dans le nombre des candidats paralytiques? Souvenons nous alors que certains états pathologiques ont pu modifier son système nerveux en lui faisant subir un trouble de nutrition. De cette façon, il est descendu au rang des dégénérés, des prédisposés, par conséquent, à la méningo-encéphalite. C'est le cas pour la malade suivante :

OBSERVATION XVI

E... Jeanne, tisseuse, 35 ans, met un jour le feu à son métier ; elle a peur, et ce serait, d'après la famille, le point de départ des premiers symptômes paralytiques. La maladie a paru débuter par des signes de démence. Elle volait tout ce qu'elle trouvait... Puis l'agitation est venue : était méchante, se mettait nue.

A son entrée à l'asile, on constate les symptômes ordinaires de la démence paralytique. Sa parole est embarrassée ; et a des mouvements ataxiques des membres inférieurs, un peu d'obtusion de la sensibilité. Elle est très gâteuse et meurt un mois après dans le coma.

L'autopsie, qui a été faite 24 heures après décès, révèle les faits suivants :

Boîte cranienne épaisse et très dure ; la dure-mère y adhère en quelques endroits. La cavité arachnoïdienne contient une certaine quantité de sérosité citrine, ainsi que les ventricules. La surface des hémisphères est congestionnée et d'une couleur rouge foncé uniforme. Dans l'hémisphère gauche, la pie-mère est très adhérente et entraine la substance grise dans les points suivants : Moitié antérieure des trois circonvolutions frontales, partie moyenne de la frontale ascendante, pied de la pariétale ascendante, pariétale supérieure... — Les adhérences sont généralisées dans l'hémisphère droit, sauf dans le tiers supérieur de la pariétale ascendante et la pariétale supérieure... — Ramollissement de la couche corticale, couleur lie de vin. Substance blanche d'une fermeté supérieure à l'état normal.

$$\text{Poids de l'encéphale} \begin{cases} \text{Hémisphère droit.. } & 370 \text{ gr.} \\ \text{H......... gauche } & 569 \\ \text{Cervelet.......... } & 135 \\ \hline \text{Total........ } & 874 \text{ gr.} \end{cases}$$

Seul ce cerveau indique l'état de dégénérescence de notre malade, il est d'un poids bien inférieur à la moyenne. D'après les renseignements comémmioratifs, elle aurait eu, en effet, plusieurs maladies ; on n'a pas su dire lesquelles. Ses quatre frères et sa sœur n'ont jamais eu la moindre tare pathologique : ils se portent tous très bien. Sa mère est morte, on ne sait pas de quoi ; son père, qui a plus de quatre vingts ans, est bien portant.

Voilà donc une femme, qui, par suite d'un arrêt de développement de la masse encéphalique, nous permet de supposer qu'il s'était produit dans ses centres nerveux un affaiblissement dynamique notable qui l'avait rendue, au bout d'un temps assez long, il est vrai, incapable de résister aux lésions de la périencéphalite.

Si dans cet exemple il nous est impossible de spécifier les maladies qui avaient paru prépar r le terrain pour l'éclosion des phénomènes méningo-encéphaliques, le cas suivant va nous mettre en présence d'un paralytique que nous considérons aussi comme entaché de dégénérescence, sans liaison héréditaire, mais qui fut jadis réformé au service militaire, comme étant poitrinaire. Nous n'osons pas affirmer catégoriquement l'influence fâcheuse de l'élément tuberculeux. Cependant, disons en passant, que plusieurs des paralytiques, qu'il nous est donné de voir chaque jour, portent sur leur corps les signes indéniables d'une tuberculose locale, qui remonte bien au delà des premiers symptômes paralytiques.

OBSERVATION XVII.

G... Baptiste, 45 ans, est père de cinq enfants chétifs ; un sixième est mort, âgé seulement de quelques mois. Bon travailleur, il n'aurait jamais fait d'excès alcooliques. Pas de traces de syphilis.

Son peu d'intelligence l'a toujours tenu dans une situation voisine de la misère. Son père et sa mère seraient morts de vieillesse.

Pendant son séjour à l'asile, on observe chez lui tous les symptômes vulgaires de la paralysie générale et de plus ce phénomène singulier : « Une luxation spontanée de la mâchoire inférieure qui se produisit plusieurs fois après la réduction. »

C'est à l'autopsie qu'apparaissent surtout les signes de dégénérescence... En outre des adhérences habituelles de l'encéphalite, on remarque des circonvolutions frontales extrêmement petites; quelques-unes n'atteignent pas la grosseur d'une plume d'oie, tandis que celles qui bordent la scissure de Rolando sont démésurément développées... Les hémisphères sont d'un poids inégal : Hémisphère droit, 525 gr,.. — Hémisphère gauche, 500 gr.; le cervelet, au contraire, est énorme, 200 gr.

Dans les poumons apparaissent quelques gros tubercules ; les uns complètement crétacés, les autres encore en partie caséeux, sans traces d'inflammation, sans tubercules miliaires.

Ce processus est évidemment ancien ; et si l'on remarque que notre paralytique a été réformé comme tuberculeux, on voit qu'il s'agit d'une pthisie pulmonaire guérie, mais qui, à sa période d'évolution, a bien pu porter la déchéance dans l'organisme cérébrale de G.... D'ailleurs, M. Marie, agrégé de la faculté, dans un article du 29 octobre 1887, publié dans le *Progrès Médical*, semble bien indiquer que bon nombre d'affections des centres nerveux sont en rapport avec des cas d'infection.

Ainsi s'expliquerait l'état de dégénérescence de notre malade et dès lors sa prédisposition à l'encéphalite interstitielle diffuse.

Il y a d'autres dégénérés chez qui on ne peut rencontrer les signes positifs de la dégénérescence ; seuls, les symptômes psychiques sont apparents. Ce sont, suivant l'expression du Dr A. Cullerre, des dégénérants, ce ne sout pas encore des dégénérés. Chez eux, en effet, il semble se produire une sorte d'évolution rétrograde ; leurs facultés intellectuelles deviennent de plus en plus obtuses, et leur cerveau, suivant le langage vulgaire, va toujours en se déséquilibrant davantage. Ces êtres extravagants, bizarres, forment de bonne heure un groupe à part dans la société. Véritables fous moraux, ils ne peuvent supporter l'ordre établi ; toute discipline leur pèse. Aussi, quand ils sont astreints à la respecter, n'est-il pas rare de les voir, pour leur insubordination, mériter les plus graves châtiments.

Cette déséquilibration et ce défaut de proportion entre les différentes facultés de leur intelligence indiquent suffisamment l'état précaire de leur cerveau. mieux encore, le peu de résistance de cet organe... Pour cette raison, il n'est donc pas étonnant d'apprendre des auteurs, qu'un des accidents les plus communs auxquels ces dégénérés soient sujets. est l'accès congestif avec ou sans attaque épileptiforne, avec ou sans phénomènes de paralysie : accès qui peut se produire à toutes les périodes de l'existence. Aussi trouvons-nous dans cette catégorie de gens un certain nombre de prédisposés aux troubles méningo-encéphaliques.

L'observation suivante va nous montrer un pareil individu, dont toute la vie jusqu'à la démence paralytique n'a été qu'un tissu d'extravagance et de folie morale.

OBSERVATION XVIII

G... Emmanuel, 37 ans, entre à l'asile le 1er septembre 1884. Ce malade est tatoué sur toute la surface du corps ; du cou aux parties génitales, sur les épaules et les bras. C'est Jean Bart sur son vaisseau, c'est une scène de duel en costume Louis XIII ; ce sont des fleurs, des têtes de femmes avec de grands chapeaux à panages. Sur le ventre on lit des inscriptions obscènes, et on y voit un énorme phallus en érection portant à sa partie postérieure deux testicules surmontés de deux ailes déployées.

G... a toujours été regardé comme une tête fêlée, un individu indomptable. Etant au régiment, il a passé plusieurs fois au conseil de guerre et finit par être envoyé aux compagnies de discipline. De retour dans ses foyers, il a commis toutes sortes d'actes qui lui valurent plusieurs condamnations Quelques jours avant son entrée à l'asile, il a failli éventrer une vieille femme, parce que, dit-il, elle l'avait ensorcelé; a presque coupé un doigt par morsure à un autre individu.

A son arrivée, il présente une vive agitation avec de l'incohérence et des idées de grandeur. Embarras très net de la parole et tremblement fibrillaire des lèvres. Dans le courant de la maladie, qui s'est terminée le 1er décembre 1884, tous les symptômes ordinaires de la paralysie générale ont été notés.

L'autopsie, faite 30 heures après la mort, vient encore confirmer le diagnostic. Elle révèle un crâne volumineux avec des os assez peu durs, épais et spongieux surtout en arrière. Œdèmes ous-arachnoïdien abondant: arachnoïde trouble, opalescente, vaisseaux de la pie-mère congestionnés. Défaut de consistance de certaines parties. Les pédoncules s'arrachent, le corps calleux se déchire, la paroi des ventricules gorgés de sérosité se dissocie au moindre contact, tant elle est ramollie.

Les deux lobes sont fortement soudés l'un à l'autre, impossible de les séparer sans déchirure. *Hémisp. droit,* *670 gr.,* non décortiqué. Adhérences de la pie-mère types : On les trouve aux pieds des deux circonvolutions centrales, à la partie interne du bord supérieur de l'hémisphère et dans toute la région du pli courbe et de la circonvolution du pli courbe. *Hémisp. gauche, 670 gr.,* non décortiqué. Adhérences de la pie-mère avec la première frontale tout entière, moitié postérieure de la deuxième frontale, troisième frontale, partie moyenne des deux circonvolutions centrales, par ilots, face interne de l'émisphère, région entière du pli courbe.

La substance grise est foncée, de couleurs tirant sur le violet. Cervelet, isthme, bulbe = 185 gr.; rien à noter.

Fait qui pourrait paraître étrange, l'encéphale, nous le voyons, est d'un poids bien supérieur à la myoenne puisqu'il atteint 1525 gr. Mais c'est là une de ces anomalies qu'il n'est pas rare de rencontrer dans la science. On a publié bien des observations où des cerveaux d'idiots atteignaient un chiffre exagéré. Le Dr A. Cullerre a publié l'observation d'un individu de cette catégorie, chez lequel le poids de l'encéphale s'élevait à 1485 gr. ; dans un cas analogue du Dr Brunet, le poids de l'encéphale atteignait 1632 gr. (1)

Des exemples qui précèdent, il ressort que des dégénérés passent fréquemment par les différentes phases de la paralysie générale. Le fait de la dégénérescence n'implique pas forcément l'apparition de l'encéphalite ; loin de nous cette pensée. Nous prétendons seulement qu'elle est le point de départ d'une consti. tution cérébrale offrant une moins forte résistance à l'élément congestif. Aussi vienne, chez les gens qui en sont entachés, une cause occasionnelle suffisante, telle que la syphilis, l'alcoolisme ou l'une quelconque des causes étiologiques admises jusque là, nous les verrons parcourir les différents stades de la méningo-encéphalite.

(1) Cullerre : Archives de Neurologie, n° 37. — D. Brunet, Ann. méd. psych. 1874.

CHAPITRE VII

Descendance des paralytiques généraux

Après avoir montré quels ~~~ ~~t souvent les antécédents morbides du paralytique, nous nous croyons autorisé à faire le récit sommaire de l'état pathologique de sa descendance. M. Régis s'est déjà occupé de cette question ; pour lui, « la paralysie générale ne naissant pas de la folie et n'engendrant point la folie, il en résulte que les enfants des paralytiques échappent à l'hérédité vésanique et que s'ils sont voués à une classe de maladies spéciales, en raison de la paralysie générale de leur père ou de leur mère, ce n'est évidemment pas à la folie mais aux affections cérébrales. » Il ajoute même : « Les descendants de paralytiques généraux paraissent en général normalement organisés, et s'ils se font remarquer par quelques particularités, c'est bien plutôt par une intelligence supérieure que par une infériorité intellectuelle et morale. Il semble que le résultat de leur origine soit une excitation cérébrale prolongée qui imprime une activité anormale au fonctionnement de leurs facultés. »

Une telle façon de voir ne nous surprend pas, puisque l'auteur prétend que les paralytiques entachés d'hérédité appartiennent seulement aux familles de cérébraux, que l'influence vésanique, sur eux, ne se fait pas sentir. Inutile de dire que tel n'est pas notre avis; car nous avons déjà démontré l'influence de l'hérédité vésanique. Pour nous, elle apparaît assez souvent dans l'étiologie de la paralysie générale comme cause prédisposante, et elle se retrouve soit chez les ascendants soit chez les descendants des paralytiques généraux.

Quand on peut avoir des renseignements sur la folie des parents d'un paralytique, on retrouve parfois certaines particularités qui sont comme un cachet d'origine. M. le D' A. Cullerre a soigné en même temps la mère et la fille la première était atteinte de démence paralytique à la troisième période, la deuxième, de folie rémittente, compliquée d'accès transitoires impulsifs du plus dangereux caractère: Elle était dypsomaniaque et homicide; elle faillit, dans un de ses accès, égorger sa fille, âgée de trois ans. Dans ces accès, l'œil hagard et brillant, la pâleur et le faciès, la parole rare et saccadée rappelaient l'accès de folie épileptique.

Dans un autre cas, nous voyons une femme dont la paralysie débute avec une troisième couche, donner alors le jour à un fils qui plus tard est atteint d'imbécilité morale: Il était irrésistiblement poussé à faire le mal; un jour, tout jeune encore, il aurait allumé les jupons d'une petite fille avec une allumette passée dessous. D'après son père, il avait des tendances au vol et était adonné à la masturbation. On aurait pu retrouver chez lui toutes les particularités psychopathiques que l'on constate dans certaine forme de la folie héréditaire.

Ces faits, nous en convenons, sont assez rares, et nous voulons bien admettre qu'ils s'observent surtout chez les descendants d'héréditaires vésaniques. Mais, il n'en reste pas moins certain que leur existence seule, si rare soit-elle, suffit à montrer que l'influence vésanique, se fait sentir dans les familles des paralytiques. Les fils de ces derniers ne sont pas toujours des êtres supérieurs qui étonnent le monde par leur précocité; quand ils ne sont pas des fous, ce sont souvent des idiots ou des imbéciles; mais alors, il est vrai, ils rentrent dans la catégorie des cérébraux, et nous sommes disposés à admettre qu'ils sont assez nombreux dans la lignée des paralytiques.

Nous n'en sommes pas surpris en songeant aux parents qui leur ont donné naissance... Qu'un paralytique enfante un cérébral, c'est la chose du monde la plus naturelle ! Presque sans cesse sous le coup des accidents congestifs, il est plus en état que tout autre de transmettre à ses descendants la prédisposition à ces mêmes accidents; et c'est cette prédisposition qui fait que l'on trouve dans la descendance du paralytique tant de faits d'agénésie, d'idiotie, d'épilepsie etc...

Nous avons plusieurs fois dans nos observations relaté le fait... Ici, il s'agit d'un homme atteint de paralysie générale à forme maniaque, dont l'un des enfants est idiot; là, d'un autre paralytique dont un des fils était épileptique. Dans un autre cas, c'est encore le fils d'un paralytique, qui tout jeune était turbulent et dissipé au point qu'il s'absentait furtivement de la maison paternelle pour vagabonder dans la campagne. Un jour, il se noya par imprudence dans une mare... Voici l'observation complète d'un autre enfant de paralytique :

OBSERVATION XIX

M. Narcisse, 57 ans, a toujours fait abus de boissons alcooliques. Il est amené à l'asile dans un état de profonde démence avec chorée généralisée des membres, du tronc, de la face et même du diaphragme. Il fait entendre à chaque instant une sorte de grognement dû à des contractions spasmodiques de la cage thoracique. Sensibilité très obtuse. Ataxie légère des membres inférieurs ; chutes fréquentes.

Sa mère est morte à l'asile, elle était atteinte, d'après l'observation, de paralysie générale progressive avec affaiblissement des facultés ; pupille gauche plus dilatée que la droite. Côté gauche plus faible ; marche en fauchant. — Habitudes ébrieuses invétérées.

Plusieurs membres et ascendants sont morts dans la famille d'affections cérébrales.

Dans cette observation, on voit la maladie du fils emprunter quelques caractères à celle de la mère; mais ce n'est pas encore là l'hérédité similaire dont M. Rey nous a parlé.... Ce fait est assez rarement noté dans la descendance des paralytiques généraux. Pourtant, grâce à l'obligeance du Dr A. Cullerre, nous pouvons rapporter ici une observation encore inédite, où il est donné de le constater et de voir l'influence congestive se transmettre du père au fils et s'exercer même sur le petit fils.

Observation du père.... — Z..... 40 ans, est admis à l'hospice de... le 27 mars 1846. Le certificat accompagnant la demande d'admission est ainsi conçu : « Je soussigné, docteur en médecine, domicilié à... certifie que le nommé Z... est atteint de monomanie ambitieuse parfaitement caractérisée. Le nommé Z... a donc besoin d'être admis dans un asile d'aliénés. »

Certificat de 24 heures. « Je, soussigné, certifie que le nommé Z... est un maniaque qui doit rester provisoirement à l'hospice pour y être observé. »

Certificat de quinzaine : « Je, soussigné, certifie que le nommé Z... est un maniaque et doit provisoirement rester à l'hospice. »

1er juillet 1846... Le nommé Z... est dans un état de démence incurable avec *paralysie générale* qui nécessite son séjour à l'hospice.

3 Août... Le malade est dans un état de malpropreté repoussante.

9 Décembre 1846... Le malade a succombé aux progrès de la paralysie générale, le 9 décembre, à trois heures du matin.

Observation du fils... — Z. A. est pris au même âge que son père de paralysie générale. Chez lui des troubles physiques avaient annoncé à l'avance la méningo-encéphalite. Un an avant son entrée à l'asile, une albuminurie intense l'avait fait prendre pour un brightique ; le traitement lacté l'avait remis sur pieds.

Les idées délirantes se sont installées d'emblée après un accident de voiture : « Il était le président de la République ; son médecin était un âne et sa famille, qui l'empêchait de créer ses dignitaires et de se faire reconnaître président, il fallait la mettre à mort. »

A son entrée, il est en proie à une agitation maniaque, parle avec loquacité... « Nommé président de la République universelle, il doit partir à Paris pour habiter l'Elysée ; mais c'est un piètre palais, pourtant, il s'en contentera provisoiremen,t etc... Puis, il s'arrête pour gémir et pleurer sur son malheureux sort, sur l'accident qui lui est arrivé. Demande à déjeuner avec du bordeaux, des huîtres etc... repousse les soins qui lui sont prodigués...

Avec ce désordre des idées, on remarque l'hésitation

habituelle de la parole, des convulsions fibrillaires de la langue, du strabisme, la pupille gauche plus dilatée.

Le 9 octobre, même agitation ; démolit avec ses ongles un mur de sa cellule ; s'introduit la verge dans son anneau de mariage, si bien qu'il se produisit bientôt des phénomènes d'étranglement et d'asphyxie locale qui le firent se plaindre et donner l'éveil.

Vers la fin d'octobre, l'excitation maniaque semble faire place à des alternatives de satisfaction béate et de sensiblerie. Écrit de nombreuses lettres à toutes sortes de gens.

Peu à peu, la satisfaction devient son état habituel, ce qui permet à sa femme de pouvoir le reprendre, au bout de six mois de séjour à l'asile.

Son intelligence est alors de beaucoup amoindrie ; il verse des larmes à propos de rien. Dans les premiers temps, il supporte assez bien la vie de famille. Cependant la surveillance dont les siens l'entourent finit par l'irriter. Avec eux, il a des altercations, de sorte que deux mois après sa sortie, à la suite d'une discussion plus vive que les autres, il quitte sa maison à huit heures du soir, prend le train et s'en va à la ville voisine, pour acheter une scie électrique, un chronomètre, de nombreux pâtés de foie gras etc...

Le lendemain, on le séquestre de nouveau. Alors reparaît intense son excitation maniaque ; il démolit tous les objets qui l'environnent, met sa literie en pièces... Des idées de grandeur et de richesses sont toujours mêlées au dévergondage de ses actes. La marche est devenue titubante, les autres signes somatiques d'encéphalite, déjà signalés, se sont encore accentués.

Vers le milieu de juin, l'abrutissement commence à l'envahir ; à la fin de ce mois, il tombe dans la cachexie avec anasarque prononcé du membre inférieur gauche et du bras du même côté. On constate aussi une légère ascite. — On cherche l'albumine ou le sucre ; mais on n'en trouve pas traces. Les bruits du cœur sont courts ; il y a un souffle net au 1er temps.

Les accidents précités peuvent donc être attribués à

une endocardite et aux traumatismes produits pendant
son agitation. L'autopsie qui n'a pas été faite, sur la demande de la famille, n'aurait fait que confirmer le diagnostic motivé par l'apparition de tous les symptômes
cliniques de la paralysie générale.

Avant d'abandonner ce malade, nous ferons remarquer, que, d'après des renseignements commémoratifs, il avait un fils alors âgé de 15 ans, et semi-im-
bécile. Il est maintenant devenu jeune homme et nous
savons de sources certaines qu'il mène la vie d'un débauché.

Cette observation n'a pas besoin de commentaires ;
il est rare d'en trouver une plus compl.   dans les
familles de paralytiques.

Nous ne nous étendrons pas davantage sur les faits
de dégénérescence qu'on pourrait trouver encore dans
la descendance des paralytiques, car ce n'était pas là
le but principal de notre travail.

CONCLUSIONS

Si avant de terminer complètement la tâche que nous nous étions imposée, nous embrassons, d'un coup d'œil général, les développements dans lesquels nous sommes entré, nous croyons pouvoir fournir les conclusions suivantes :

« 1º... Les causes étiologiques de la paralysie générale sont multiples ; mais chaque facteur n'a de valeur sérieuse que s'il se trouve à évoluer sur *un terrain prédisposé.*

2º... Le terrain peut être préparé à l'éclosion des phénomènes paralytiques soit par une tare originelle de *nature vésanique ou congestive,* soit enfin par le fait de la *dégénérescence innée ou acquise.*

3º L'hérédité des tendances vésaniques ou congestives, ou bien l'état dégénératif n'agissent habituellement que comme cause prédisposante... Il faut pour l'apparition des troubles méningo-encéphaliques presque toujours une cause occasionnelle : La syphilis est une des plus fréquentes ; puis viennent l'alcoolisme et les excès de tous genres...

4º... Souvent il arrive, chez les paralytiques généraux à antécédents héréditaires, de voir la maladie présenter certaines particularités qui sont comme un cachet d'origine.

C'est ainsi, par exemple, que chez les paralytiques à antécédents vésaniques, la maladie se complique souvent de délire, tandis que chez ceux qui comptent des apoplectiques dans leur famille, elle revêt la forme démentielle avec attaques apoplectiformes, sans agitation et sans conceptions délirantes. »

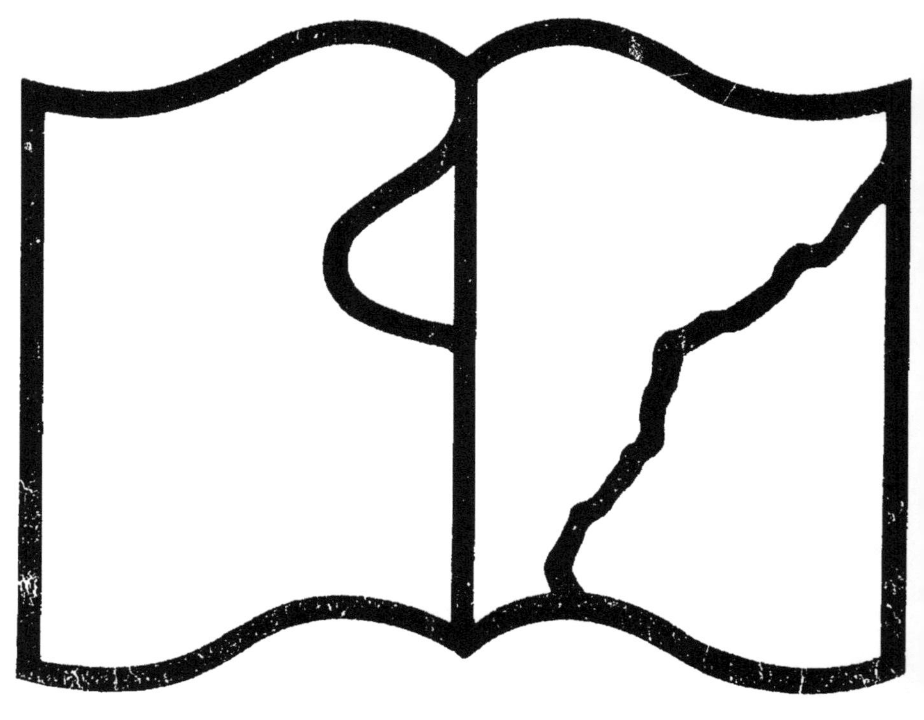

Texte détérioré — reliure défectueuse

NF Z 43-120-11

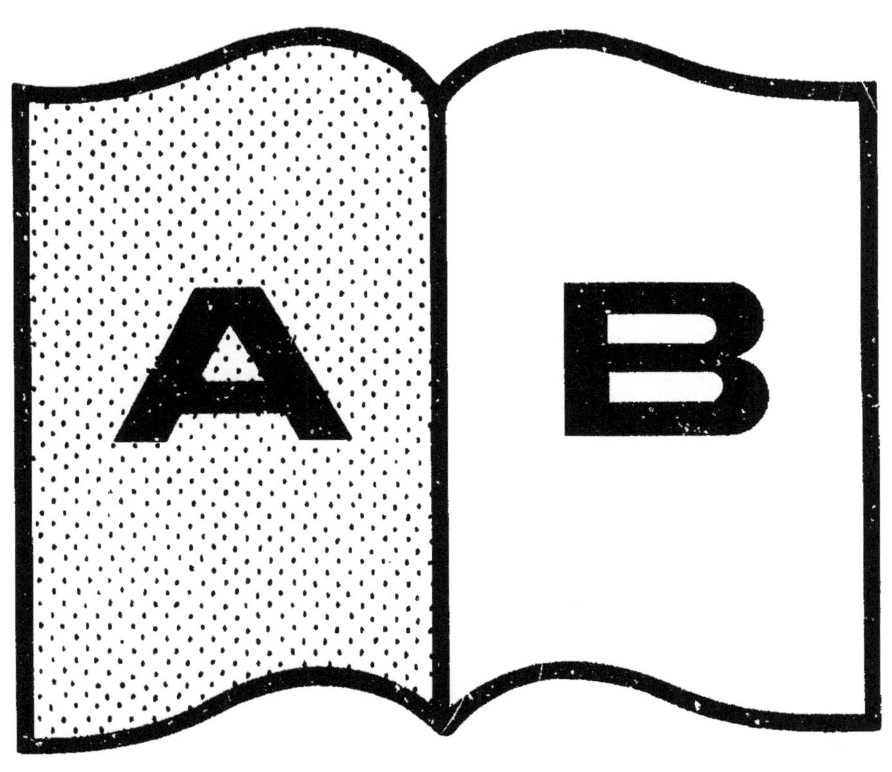

Contraste insuffisant

NF Z 43-120-14

www.ingramcontent.com/pod-product-compliance
Ingram Content Group UK Ltd.
Pitfield, Milton Keynes, MK11 3LW, UK
UKHW020334130726
13696UKWH00003B/1350